MSM

Natürlicher Schwefel gegen
chronische Erkrankungen

von
Michael Iatroudakis

Bibliografische Informationen der Deutschen Nationalbibliothek: Die Deutsche Nationalbibliothek verzeichnet diese Publikation in der Deutschen Nationalbibliografie; detaillierte bibliografische Daten sind im Internet über dnb.d-nb.de abrufbar.

ISBN-13: 978-1523688494
ISBN-10: 1523688491

Inhaltsverzeichnis:

Einleitung   4

Was ist MSM?   5

Warum brauchen wir eigentlich MSM?   9

MSM für: **12**

- den Magen-Darm Trakt   12
- Gelenke und Knorpel   13
- stärkt Nägel und Haare   14
- eine gesunde Haut   14
- ein starkes Immunsystem   16

MSM gegen: **18**

- Allergien   18
- Entzündungen   19
- Gelenkserkrankungen (Arthrose usw.)   22
- Diabetes   25
- Pilze, Parasiten und Allergene   25

Körperliche Entgiftung mit MSM   28

Natürliche Quellen für MSM 30

MSM als Nahrungsergänzungsmittel 32
(Pulver, Kapseln usw.)

MSM / Dosierung / mögliche 33
Nebenwirkungen

Nachwort 36

Quellen 38

Über den Autoren 40

Ich gebe Ihnen eine Garantie 46

Bitte um ein Feedback 47

Rechtliches 48

Haftungsausschluss/Disclaimer 49

Einleitung

Wenn es ein Mineral gibt, das in seiner Wirkung und Bedeutung von dem Großteil der Menschen lange Zeit unterschätzt und verkannt wurde, dann mit Sicherheit Schwefel. Dies hat sich jedoch glücklicherweise mittlerweile geändert und immer mehr Menschen wissen über die hohe gesundheitsfördernde und schmerzlindernde Wirkung von MSM Bescheid.

Wer über all die zahlreichen Wirkungsweisen von MSM liest, wird die organische Schwefelverbindung sicherlich auch für sich selbst ausprobieren wollen.

Ich wünsche Ihnen eine Menge Inspiration.

Ihr
Michael Iatroudakis

Was ist MSM?

MSM ist die Abkürzung für Methylsulfonylmethan. Darunter versteht man einen Stoff, der der Gruppe der organischen Schwefelverbindungen zugehörig ist. Diese sind ihrerseits gemeinhin als Sulfone bekannt. MSM ist eine natürliche Verbindung, die für den Körper sehr wichtig ist, dies gilt sowohl für den menschlichen als auch tierischen Organismus. Selbst in pflanzlichen Organismen ist MSM als natürliche Schwefelverbindung zu finden. Auch die Erdkruste besteht aus 2-2,8% Methylsulfonylmethan. 0,25% des menschlichen Körpergewichts wird Schwefel zugeschrieben. Was zunächst vernachlässigbar gering klingt, relativiert sich jedoch, wenn dem Schwefelanteil der Gehalt von Magnesium oder Eisen im Körper entgegengesetzt wird.

Denn der Gehalt an Schwefel ist fünfmal höher als der von Magnesium. Gegenüber Eisen ist es sogar eine vierzigmalige Steigerung. Doch es ist nicht möglich, natürlichen Schwefel direkt zu nutzen. Die anorganische Form von Schwefel ist nicht leicht verfügbar, MSM dagegen ist eine organische Form von Schwefel. Es ist daher kein Problem für den Körper, MSM aufzunehmen und auch zu nutzen.

MSM im speziellen setzt sich neben dem Element Schwefel auch aus zwei Methylgruppen zusammen.

Dadurch ist hier eine besondere Form des Schwefels vorhanden, der es dem Organismus leichter macht, den benötigten Schwefel herauszuziehen.

Ursprünglich stammt MSM als organische Schwefelverbindung aus den Meeresalgen. Die Algen geben Gase ab, welche mit den Regenwolken aufsteigen und als Regen wieder zur Erde herabfallen und von den Pflanzen aufgenommen werden. Hier entsteht also ein regelrechter Schwefelkreislauf. Zuerst binden die Algen den Schwefel im Wasser, das sie umgibt. Dadurch entsteht DMS (Dimethyl-Sulfid). Stirbt die Alge ab, gelangt der Stoff als Gas an die Oberfläche des Meeres. Dort findet nun eine Reaktion mit Sauerstoff statt, bei der auch UV-Bestrahlung beteiligt ist. Es entsteht nun MSM und DMSO.

Die Stoffe werden in den Wolken gebunden und gelangen als Regen auf die Erde zurück. Dort fügen sie sich wieder in den natürlichen Kreislauf ein und gelangen in die Pflanzen. Pflanzen haben ihrerseits die Begabung, die Konzentration der Stoffe noch deutlich zu erhöhen. Tiere und Menschen, die diese Pflanzen nun zu sich nehmen, nehmen also auch die Schwefelverbindungen auf. Im Organismus wird MSM aus DMSO (Dimethylsulfoxid) gebildet. Über DMSO weiß die Wissenschaft mittlerweile deutlich mehr als über MSM. DMSO ist zudem als Arzneimittel zugelassen und kann beispielsweise als Salbe oder Gel erworben werden. Jedoch sollten höhere Konzentrationen an DMSO vermieden werden, da es sich sonst in ein Zellgift verwandeln kann.

Eine äußerliche Anwendung ist daher nur in niedriger Konzentration angeraten. Besser ist es von vorneherein, stattdessen auf MSM zurückzugreifen. Denn MSM besitzt dieselbe effektive Wirkung wie DMSO, kommt jedoch ohne die Nebenwirkungen aus. Insbesondere muss auch nicht der unangenehme Geruch hingenommen werden, der mit der Einnahme von DMSO einhergeht. Darüber hinaus ist MSM auch deutlich länger im Körper nachweisbar. Spuren von DSMO sind bereits nach 120 Stunden nicht mehr im Urin festzustellen. MSM ist dagegen sogar noch 20 Tage später nachweisbar.

Wieso MSM so deutlich länger im Körper verbleiben kann ist nicht abschließend festgestellt. Die Vermutungen sind jedoch dahingehend, dass MSM deutlich besser am Körpergewebe haftet. Ein weiterer Vorteil von MSM gegenüber DSMO ist zudem, dass letzteres ein Medikament ist, während MSM überall frei zugänglich als Nahrungsergänzungsmittel erworben werden kann. Andererseits ist DSMO deutlich besser erforscht als MSM. Jedoch werden hier gleiche Wirkungen angenommen.

Dass Schwefel von Menschen gezielt genutzt wird, ist im Übrigen nichts Neues. Schon die Ägypter und Chinesen haben Schwefel um 5000 v.Chr. dazu genutzt, um Textilien zu bleichen. Auch die Wirkung als Arznei- oder Desinfektionsmittel war bereits bekannt. In der Antike kam Schwefel bei den Griechen und Römern zum Einsatz, um Rheuma zu lindern. Es dauerte schließlich bis ins 19. Jahrhundert, bis Schwefeläther für Vollnarkosen erstmalig eingesetzt wurde. Und im 20. Jahrhundert kamen Sulfonamide zum Einsatz, die als Vorläufer des Antibiotika gelten. Die Bedeutung von Schwefel für die Gesundheit und das Wohlbefinden rückte immer mehr in das Bewusstsein der Menschen.

MSM mag dennoch heute hierzulande nicht zu den bekanntesten, dafür jedoch zu den wirkungsvollsten Nahrungsergänzungsmitteln gehören. In Amerika ist dies anders. Dort ist die Wirkungsweise von MSM schon lange bekannt und überaus geschätzt. Viele Jahre bereits nutzt man MSM dort als deutlich sanftere Alternative im Bereich der Schmerz- und Entzündungshemmung. MSM ist in Amerika als Nahrungsergänzungsmittel sehr beliebt. Und in all den Jahren wurde keine negativen Folgen durch die Einnahme bekannt.

Warum brauchen wir eigentlich MSM?

MSM erfüllt im Körper ganz unterschiedliche Aufgaben, angefangen bei der Behandlung von Gelenkproblemen bis hin zur Verbesserung von schwachem Bindegewebe. Da MSM ein bedeutender Lieferant von Schwefel ist, trägt es zur Bildung von Collagen und Aminosäuren bei. Wäre nicht ausreichend Collagen im Körper vorhanden, würden die Gelenke leiden und der Betroffene hätte anhaltende Schmerzen. Denn Collagen wird als das „natürliche Schmiermittel" des Körpers bezeichnet. Ohne dieses, sind Gelenkprobleme daher vorprogrammiert. Und was Aminosäuren betrifft, so sind diese für den Körper lebenswichtig.

Auf ihnen bauen die Proteine auf, aus denen der menschliche Organismus aus 20% besteht. Proteine sind an beinah allen biologischen Prozessen beteiligt. Fehlen dem Körper also Aminosäuren, leidet die Proteinbildung, was sich negativ auf den Stoffwechsel auswirken kann. Es ist dem Körper nur bedingt möglich, MSM selbst zu bilden. Wichtig ist es daher, dass MSM über die Nahrung dem Körper zugeführt wird. Da ein Großteil der Lebensmittel keine Schwefelverbindung in ausreichendem Maße mehr aufweist, reicht eine Aufnahme über die Nahrung allein nicht mehr aus für gewöhnlich.

Daher kann auf entsprechende Nahrungsergänzungsmittel zurückgegriffen werden. Ein gutes Beispiel ist hierfür die Milch. Rohmilch enthält zwischen 2-5 Milligramm MSM pro Kilogramm. Handelt es sich hingegen um pasteurisierte Milch, sinkt der MSM-Gehalt auf weniger als 0,25 Milligramm pro Kilogramm.

Dies macht deutlich wie wichtig es ist, dem Körper MSM zusätzlich auch von außen zuzuführen. Interessant ist auch, dass MSM im Grunde dazu dient, den Körper wieder in seinen Normalzustand zu versetzen. Das heißt, dass sich die Wirkung von MSM nur dann zeigt, wenn der Körper auch tatsächlich Mängel oder Schäden aufweist. Wird einem gesunden Körper MSM zugeführt, ist MSM dagegen ohne außergewöhnliche Wirkung. Wer sich nicht darum kümmert, seinem Körper ausreichend Schwefel zur Verfügung zu stellen, wird über die Zeit einen Mangel erleiden.

Dieser Schwefelmangel ist mitunter auch der fortschrittlichen Zeit geschuldet. So wurde früher zum Düngen ganz einfacher Mist eingesetzt. Dieser war angereichert mit einem hohen Schwefelgehalt. Heute jedoch wird Mist durch stickstoffhaltigen Dünger ersetzt. Dies ist zwar gut für die Erträge, jedoch schlecht für die Pflanzen, die nun über deutlich weniger Spurenelemente und Mineralstoffe verfügen. Auch ist Schwefel recht empfindlich, nicht nur gegenüber Hitze sondern auch gegenüber Kälte. Industriell verarbeitete Nahrungsmittel büßen daher ein weiteres Mal an Vitaminen und Schwefel ein.

Nur Rohkost ist hier das einzig wahre wenn es um einen möglichst hohen Schwefelgehalt geht. Wer hierauf nicht achtet, kann unter den Symptomen eines Schwefelmangels leiden. Dies kann von diversen Gelenkbeschwerden über Ängste und ein allgemeines Down-Gefühl bis hin zu einem schlaffen Bindegewebe reichen. Auf Schwefel als lebenswichtiges Element kann der Körper also nicht verzichten.

MSM für:

- **den Magen-Darm Trakt**

MSM kann bei Übersäuerung und Verstopfung helfen. Entzündungen die mit säurebedingter Gastritis einhergehen werden gehemmt und es tritt eine Stärkung der Magenschleimhaut ein. Ist die Säureproduktion im Magen auf einem gesunden Niveau, verschwinden auch Probleme wie Blähungen oder Sodbrennen. Durch MSM lässt sich die Funktion des Darmes allgemein deutlich verbessern. Es wird ein gesundes Darmmilieu unterstützt. Weder Pilze noch Parasiten haben eine Chance, wenn der Körper mit ausreichend MSM versorgt wird.

Darüber hinaus werden durch MSM die Blutgefäße erweitert, was zu einem verstärkten Blutfluss führt. MSM verhindert zudem, dass es zu einem starken Fluss von Nervenimpulsen zwischen den Nervenzellen kommt. Die Peristaltik wird verbessert und Muskelspasmen im Darm wird ein Ende gesetzt. Es ist in jedem Fall auch einen Versuch wert, MSM bei chronischer Verstopfung einzusetzen. Sollten alle anderen Vorgehensweisen wie Bauchmassage oder eine Ernährung, die reich an Ballaststoffen ist, nicht weitergeholfen haben, kann MSM zum Einsatz kommen, um wieder einen täglichen Stuhlgang zu erreichen.

• Gelenke und Knorpel

In Studien konnte belegt werden, dass MSM den Histaminspiegel im Blut ansteigen lässt. Ein hoher Histaminspiegel bedeutet wiederum einen niedrigen Level an oxidativem Stress, der für den Knorpelabbau verantwortlich ist. Schwefel ist Bestandteil der Gelenkschmiere und ist darüber hinaus auch in der Innenschicht der Gelenkkapseln vorhanden.

Da sich der Mensch regelmäßig bewegt und die Gelenke belastet, ist der Körper stetig damit beschäftigt, sowohl die Gelenkschmiere als auch die Innenschicht der Gelenkkapseln zu erneuern, damit beides weiterhin eine einschränkungsfreie und schmerzfreie Bewegung ermöglicht. Ohne ausreichend Schwefel im Organismus jedoch, wird der Körper an diesen Wartungsarbeiten gehindert. Für den Körper bedeutet dies, dass sich mit der Zeit die Gelenke versteifen können, da sie nicht mehr ausreichen geschmiert werden.

Dies wiederum zieht deutliche Einschränkungen im Alltag nach sich. Wissenschaftliche Ergebnisse bescheinigten zudem, dass MSM eine hemmende Funktion übernimmt, wenn es um die Bildung von proinflammatorischen Zytokinen geht. Auch kommt es zu deutlich weniger knorpelabbauenden Enzymen im Körper, wenn regelmäßig MSM eingenommen wird. MSM kann dabei vorbeugend als auch zur

Schmerzlinderung und verbesserten Beweglichkeit bei Gelenken eingesetzt werden, die bereits unter Arthritis leiden. Die gemeinsame Einnahme mit Glucosamin kann die Neubildung von Knorpelgewebe deutlich unterstützen. So können abgenutzte und beschädigte Knorpel ersetzt werden und der Körper gewinnt gesunde, frische und flexible neue Zellen.

- **starke Nägel und Haare**

Nägel und Haare bestehen aus Keratin und damit dieses im Körper aufgebaut werden kann, wird Schwefel benötigt. Ist der Körper mit ausreichend MSM versorgt, zeigt sich dies daher auch in einer gesunden und schönen Struktur von Nägeln und Haaren. Haare können kräftiger wachsen und brüchige Nägel gewinnen wieder an Kraft und Stabilität.

- **eine gesunde Haut**

Zusammen mit Vitamin C macht sich der Organismus daran, mit MSM gesunde neue Zellen zu produzieren. MSM erfüllt hierbei die Aufgabe, eben diese frischen Zellen zu verbinden. Würden keine gesunden und unbeschadeten Zellen nachproduziert werden, kann es zu unterschiedlichen Hautproblemen kommen, darunter Falten, Narbengewebe oder spröde und trockene Haut. Der Körper ist ununterbrochen damit beschäftigt, den Zellerneuerungsprozess voranzutreiben und verbrauchte Zellen dafür loszuwerden.

Es ist wichtig, ihn hierbei zu unterstützen. Denn nur wenn der Körper alles hat, was er für diesen Prozess benötigt, kommen auch wirklich gesunde und brauchbare Zellen dabei heraus. Andernfalls besteht die Möglichkeit, dass auch die neu produzierten Zellen Mängel aufweisen und beispielsweise zu schwach sind. MSM übernimmt zudem die Aufgabe, unerwünschte chemische und physische Vernetzungen von Collagen zu blockieren.

Genau diese Vernetzungen werden mit harter Haut und Alterserscheinungen der Haut in Verbindung gebracht. Durch MSM bleibt die Haut dagegen geschmeidig, da auch ausreichend biegsame und flexible Zellen nachproduziert werden können. Mangelt es dem Körper an Schwefel, verlieren die Zellen an Elastizität. Die Zellen können weniger Nährstoffe und Sauerstoff aufnehmen. Dafür sammeln sich jedoch vermehrt Abfallstoffe in ihnen an. Dadurch verlieren sie und die Haut an Vitalität und es besteht die Möglichkeit degenerativer Erkrankungen. Durch MSM wird der Haut die Möglichkeit gegeben, sich deutlich regenerieren zu können. Sie wird wieder faltenfrei und wirkt frischer, gesünder und jünger.

Kommt es zu einer Verletzung, hilft MSM dabei, dass die Produktion von Fibroblasten unterdrückt wird. Durch diese würde sonst eine erhebliche Schwellung eintreten. Fibroblast sind darüber hinaus an der Narbenbildung beteiligt. Sind Fibroblasten stark stimuliert, entsteht auch eine deutlich stärkere Narbenwucherung. Werden Fibroblasten dagegen unterdrückt, fällt die Narbenbildung schwächer aus, die Haut bleibt dadurch ebenmäßiger. Wenn es um Ekzeme und andere Hautprobleme geht, sollte auch auf eine äußerliche Anwendung mit MSM zurückgegriffen werden. Entsprechende Salben können lokal auf die betreffende Stelle gegeben werden. Dadurch können beispielsweise Operationsnarben gezielt behandelt und abgeschwächt werden. Der angeregte Zellabbau kann sogar dazu führen, dass die Narbe gänzlich verschwindet. Dasselbe gilt auch für Verbrennungen.

• **ein starkes Immunsystem**

MSM kann sich auch positiv auf das Immunsystem auswirken. So gibt es im Körper die Aminosäure Methionin. Eine ihrer Aufgaben besteht darin, das Spurenelement Selen dorthin zu transportieren, wo es benötigt wird. Selen wird u.a. dazu benötigt, dass der Körper Krankheitserreger abwehren kann. Leidet der Körper unter Schwefelmangel, ist auch nicht ausreichend Methionin vorhanden. Und wenig Methionin bedeutet, dass sich nicht effektiv um den Transport von Selen gekümmert werden kann. Und wenn ein Mangel an Selen an den richtigen Stellen herrscht, leidet die körpereigene Abwehr. Infektionen und Entzündungen haben dann ein deutlich leichteres Spiel.

Die Funktionsweisen im Körper können also nie separat betrachtet werden, da alles miteinander zusammen- und voneinander abhängt. Bestimmte Aminosäuren haben zudem die Aufgabe, freie Radikale zu fangen. Relevant ist dies, wenn es u.a. um das Eindämmen von Entzündungen geht. Leidet der Körper unter einem Mangel an Schwefel, können die Aminosäuren nicht mehr ordnungsgemäß zur Ausscheidung von Giftstoffen beitragen.

Darunter leidet der Körper, indem die Abwehrkräfte nachlassen. Ein gesundes Immunsystem ist normalerweise auch in der Lage, eine Unterscheidung zwischen körpereigenen und körperfremden Stoffen vorzunehmen. Bekämpfen muss das Immunsystem nur körperfremde Stoffe, sogenannte Antigene. Um dies zu erreichen, schickt der Körper Antikörper los, mit denen er die Antigene binden kann. Ein krankes Immunsystem jedoch richtet sich mit seinen Antikörpern auch gegen eigenes Gewebe. So kann es zu Autoimmunkrankheiten kommen. Auch hier hilft eine Behandlung mit MSM weiter.

MSM gegen:

- **Allergien**

Die Tatsache, dass MSM wie bereits erwähnt am Aufbau neuer gesunder Zellen beteiligt ist, wirkt sich auch auf das Immunsystem aus. Denn ohne gute Zellen wäre es dem Körper beispielsweise nicht möglich, sich gegen diverse allergische Reaktionen zu wehren, angefangen bei der Allergie gegen Nahrungsmittel bis hin zu allergischen Reaktionen gegenüber Tieren.

MSM ist es zudem möglich, sich auch mit schädlichen Wirkstoffen zu verbinden. Durch diese Verbindung können wiederum harmlose Substanzen produziert werden, die der Körper dann ausscheidet. Dies ist gut für die Verdauung und kann für Menschen die Nahrungsaufnahme verbessern, da keine nachteilige Reaktion mehr durch das Lebensmittel erwartet werden muss. Daher haben sich Lebensmittelallergien deutlich verbessert, wenn MSM zu sich genommen wurde. Es wurden sogar Fälle ermittelt, in denen die Betroffenen eine komplette Toleranz gegenüber Lebensmittel entwickelt haben, auf die sie zuvor noch allergisch reagierten. Immer wieder ist auch davon zu lesen, dass MSM gezielt dazu eingenommen wird, um Symptome von Asthma und Heuschnupfen zu mildern.

Hier lassen sich deutliche Verbesserungen feststellen, die den Betroffenen den Alltag signifikant erleichtern und angenehmer gestalten. MSM sollte auch in der Verbindung zu Histamin erwähnt werden. Der Körper nutzt Histamin, um fremde Stoffe abwehren zu können. Bei einigen Menschen ist dieser Prozess jedoch fehlerhaft. Dadurch kommt es zum Einsatz von Histamin, ohne dass dieses tatsächlich benötigt wird. So entstehen allergische Reaktionen, die wiederum das körperliche Wohlbefinden beeinträchtigen. Kommt nun MSM ins Spiel, dämpft dieses das Histamin. So lässt sich eine regulierte Ausschüttung erreichen und allergische Reaktionen treten weitaus seltener auf oder fallen sogar ganz weg. Histamin wird somit nur noch dann ausgeschüttet, wenn es vom Körper auch wirklich benötigt wird und nicht mehr, um es gegen eigentlich ungefährliche Stoffe einzusetzen.

• **Entzündungen**

Durch MSM können auch Entzündungen wie etwa Blasenentzündungen, Hals- oder Schleimbeutelentzündung behandelt werden. Die Entzündung geht schneller zurück und das betroffene Areal wird besser durchblutet und damit zur Selbstheilung angeregt. Die Rötung verschwindet und auch die mit der Entzündung einhergehenden Schmerzen werden gelindert, während das unangenehme Hitzegefühl nachlässt. Körpereigene entzündungshemmende Hormone, zum Beispiel Cortison, können besser wirken und MSM unterstützt zudem die Verhinderung von Fibroblasten. Kommt es zu einem Anschwellen von starren, fibrösen Bindegewebszellen und anschließend zu einer Entzündung, spürt die betroffene Person einen unangenehmen Druck, bis hin zu starken Schmerzen.

MSM sorgt hier dafür, dass Zellwände wieder an Flexibilität gewinnen und deutlich durchlässiger werden. Und durchlässige Zellwände ermöglichen es Flüssigkeit, besser durch das Gewebe zu gelangen. Dadurch senkt sich der Druck und die Schmerzen gehen zurück oder verschwinden sogar gänzlich. Auch die Tatsache, dass schädliche Substanzen wesentlich besser durch ausreichend MSM abtransportiert werden können, trägt dazu bei, dass sich kein Druck in den Zellen aufbauen kann. Und ohne Druck werden Entzündungen reduziert. Darüber hinaus schafft es MSM, die Schmerzleitung zu manipulieren, die entlang einiger Nervenfasern stattfindet. Dadurch lässt sich sogar verhindern, dass es zu einem sogenannten Schmerzgedächtnis kommt.

Ein solches entsteht bei anhaltenden Schmerzen, bei denen die Nervenbahnen, durch die der Schmerzimpuls transportiert wird einer ständigen Reizung ausgesetzt sind. Die Schmerzen entwickeln dadurch nach einiger Zeit eine Art Eigenleben und werden nicht mehr nur als Symptom von Verletzungen oder

Erkrankungen wahrgenommen, sondern als eigenständige Krankheit. Normalerweise kommt Schmerz eine Warnfunktion zu. Wenn jedoch die Schmerzen dauerhaft auftreten und chronisch werden, verliert der Körper das Gespür dafür, „echte" Schmerzen von den chronischen zu unterscheiden.

MSM kann hierfür Abhilfe schaffen und verhindert, dass es überhaupt zu einem Schmerzgedächtnis und damit zu chronischen Schmerzen kommen kann. Da durch MSM auch die Durchblutung verbessert wird, wird das erkrankte Gewebe deutlich besser mit dringend benötigten Nährstoffen versorgt. Ist das Gewebe gut versorgt, kann es sich leichter selbst heilen. Auch dadurch lassen die Schmerzen nach. Dasselbe gilt durch die Muskelentspannung, die durch MSM eintritt. Wer einmal unter verkrampfter Muskulatur gelitten hat weiß, wie schmerzhaft dies sein kann. MSM löst hier die Verkrampfungen. Erwähnenswert ist auch die Wirkung von MSM, wenn es um die Behandlung von Schleimbeutel- oder Sehnenentzündungen geht.

Schleimbeutel befinden sich im Körper genau dort, wo sie sich durchgehend Reibung oder Druck ausgesetzt sehen, sobald der Körper in Bewegung kommt. Bewegen sich die Weichteile gegen die Knochen, leiden die Schleimbeutel. Durch verschiedene Faktoren kann es zu Entzündungen des Schleimbeutels kommen. Schmerzen treten im Zuge einer solchen Entzündung ebenso ein wie eine gesteigerte Empfindlichkeit gegenüber Druck oder eine Schwellung. Zu einer Entzündung der Sehnen kann es ebenfalls kommen, wenn diese überbeansprucht werden. Hinzu kommt zudem das Risiko einer Sehnenscheidenentzündung, die ihrerseits wiederum auf einer Überbeanspruchung beruht. Mit einer entsprechend hohen Dosis an MSM kann dem Patienten bei allen drei Beschwerden geholfen werden.

- **Gelenkserkrankungen (Arthrose usw.)**

Es gab 2006 eine Studie an Arthrosepatienten. Insgesamt nahmen 50 Männer und Frauen teil, die zwischen 40 und 76 Jahre alt waren. Ein Teil der Patienten bekam ein Placebo, der andere Teil MSM. Zugeführt wurden jeweils einige Gramm des Mittels, zweimal täglich. Bei den Patienten, die MSM zu sich nahmen wurde festgestellt, dass sich Schmerzen mindern und die Funktion der Gelenke verbessern ließ. Auch im Rahmen einer Meta-Studie konnte festgestellt werden, dass MSM eine schmerzlindernde Wirkung hat. Insgesamt wird MSM eine hohe Wirksamkeit zugeschrieben, wenn es um die Behandlung von Degenerationserkrankungen des Bewegungsapparates geht. Dies kann neben Arthrose auch bei Arthritis oder Osteoarthritis der Fall sein. Mit Hilfe von MSM kann diesbezüglich Schmerzmittel oder auch Kortison reduziert oder sogar gänzlich ersetzt werden.

Gerade was die Wirkung von MSM bezüglich Arthrose betrifft, sind zahlreiche Studien durchgeführt wurden. An einer weiteren nahmen 118 Patienten teil, um herauszufinden, wie sich MSM zusammen mit Glucosamin verhält. Wurde MSM allein eingenommen, kam es nach 12 Wochen zu einer Reduzierung der Schmerzen von 52%. Wer jedoch MSM zusammen mit Glucosamin einnahm, konnte sogar eine Schmerzlinderung von 79% erzielen. Für eine Behandlung von Arthrose ist daher die Kombination aus MSM und einem natürlichen Arthrosemittel wie Glucosamin sehr ratsam. Auch bei Kniearthrose ließen sich mit MSM hervorragende Ergebnisse erzielen. Personen die an Arthrose leiden, haben in der Regel 2/3 weniger Schwefel in ihrem Körper als es bei gesunden Menschen der Fall ist. Hier muss Schwefel also wieder zugeführt werden, um Gelenke und Knorpel wieder voll funktionsfähig zu machen.

Selbst bei sportbedingten Gelenksverletzungen ist eine Einnahme von MSM ratsam. Und sollten Muskelverspannungen auftreten, die mit Schmerzen einhergehen, kann MSM beim Entkrampfen helfen. Da MSM wie bereits angesprochen unerlässlich für die Bildung von Aminosäuren ist, hilft es zudem auch bei einer schnelleren Heilung von Verletzungen. Denn Muskelgewebe besteht aus Aminosäuren. Auch Sportler und Athleten sollten sich mit der Wirkungsweise von MSM auseinandersetzen. Denn es ist ein hervorragendes Mittel gegen Schmerzen und

Krämpfe der Muskeln. Selbst Rennpferde werden mit MSM behandelt, damit bei ihnen kein Muskelkater entsteht.

MSM hilft auch bei dem sogenannten Weichteilrheumatismus weiter, dem Fibromyalgie-Syndrom. Hier geht es nicht um die Gelenke, sondern um die weichen Gewebe, die sich im Bewegungsapparat befinden. Dazu gehören etwa Sehnen und Muskeln. Patienten leiden diesbezüglich unter zum Teil starken chronischen Schmerzen und entwickeln sogenannte Tender Points. Drückt man auf diese, breitet sich ein deutliches Schmerzgefühl aus. Das Fibromyalgie-Syndrom kann auch mit weiteren Beschwerden einhergehen, von diversen Kopfschmerzen bis zur Gefühlsstörung.

Welche Ursachen genau für das Auftreten dieses Syndroms verantwortlich sind, ist nicht immer leicht festzustellen, meist spielen mehrere Faktoren zusammen eine Rolle, etwa ein Sturz oder eine Infektion. Beruft man sich auf die Schulmedizin, gibt es so gut wie keine Behandlungsmöglichkeiten, die den gewünschten Erfolg ohne erhebliche Nebenwirkungen herbeiführen können. Hier würde ein Leid gegen das nächste eingetauscht werden. Anders ist dies jedoch bei MSM. Schmerzen und Entzündungen werden gehemmt, der Körper wird dabei unterstützt, sich selbst zu entgiften. Und das geschieht gänzlich ohne Nebenwirkungen.

• **Diabetes**

Wer als Diabetiker MSM einnimmt, kann eine op-
timierte Aufnahme von Glukose bei sich feststellen.
Wird Glukose gut aufgenommen, lässt sich
gleichzeitig die Insulinresistenz senken. Durch Schwefel wird es dem Körper zudem erleichtert, Insulin zu
produzieren. Denn Schwefel ist ein Bestandteil von
Insulin. Insulin seinerseits ist das Hormon, das für die
Regulierung des Kohlenhydrat-Stoffwechsels zustän-
dig ist. Verfügt der Körper nicht über einen
ausreichenden Gehalt an Schwefel, fährt auch die
Produktion von Insulin herunter.

Hinzu kommt, dass es aufgrund von fehlendem
Schwefel zu starren und undurchlässigen Zellen
kommt. Solch veränderten Zellen wird es schwer gemacht, in ausreichendem Maße Zucker aus dem Blut
aufnehmen zu können. Und dadurch entsteht letztlich
ein Ansteigen der Blutzuckerwerte. Für eine gesunde
Regulierung des Blutzuckers ist MSM also unver-
zichtbar. Dadurch wird letztlich auch die Bauch-
speicheldrüse geheilt, so dass sie sich wieder normal-
isieren kann.

• **Pilze, Parasiten und Allergene**

MSM wird eine hohe antiparasitäre Wirkung
zugeschrieben. Eine effektive Wirkung ist etwa im
Falle von diversen Darmwürmern gegeben. Denn

diese heften sich als Parasiten an die Darmwände und vermehren sich dort, während sie den Organismus dadurch belasten, dass sie ihm wichtige Nährstoffe entziehen, die dieser selbst benötigt. Kommt nun MSM ins Spiel, werden die Parasiten blockiert. Denn MSM beginnt einen Konkurrenzkampf um die Rezeptorstellen an der Schleimhaut. Dadurch wird es den Darmwürmern unmöglich gemacht, sich wie gewohnt an die Darmwände anzuheften. Stattdessen werden sie aus dem Organismus ausgespült und der Körper wird von ihnen gereinigt.

Aber nicht nur gegen Darmwürmer wird MSM eine hohe Wirksamkeit zugeschrieben. MSM kann auch bei Lebensmittel-Allergenen helfen. Das Prinzip ist hierbei dasselbe wie bei den Parasiten. Denn die Oberfläche der Schleimhäute und damit auch die Anbindungsstellen werden durch MSM bedeckt. Dadurch haben Lebensmittelallergene keine Möglichkeit mehr, diese zu nutzen. Dies gilt selbstverständlich für jede Art von Allergieauslösende Stoffe, die sich nun nicht mehr an den Schleimhäuten anheften können. Die diesbezügliche Wirkung von MSM wird gern mit der von Antihistaminika verglichen. Jedoch kommt MSM gänzlich ohne deren Nebenwirkungen aus.

Egal ob es sich um Pollen-, Staub- oder Medikamentenallergien handelt, MSM kann eine deutliche Besserung herbeiführen. Wenn es gezielt um eine positive Wirkung bei Allergien geht wird geraten, die

Einnahme von MSM um Reishi oder Hericium Heilpilz zu ergänzen. Auch parasitäre Hautinfektionen lassen sich mit MSM gut behandeln. Erfolge wurden bei epidermischen Hauterkrankungen ebenso festgestellt wie bei Haut- und Fußpilz.

Körperliche Entgiftung mit MSM

Ist ausreichend MSM im Organismus vorhanden, werden die Zellwände deutlich durchlässiger. Dadurch wird es Wasser und Nährstoffen einfach gemacht, die Zellwände zu passieren und in die Zellen zu gelangen. Durchlässige Zellwände bedeuten aber auch, dass alles was den Zellen schadet, nämlich Giftstoffe und Abfallprodukte, besser abtransportiert werden kann. Mit Hilfe von MSM kann der Blutstrom gereinigt werden. Auch ist bekannt, dass durch MSM Schwermetalle, darunter Quecksilber und Blei, gebunden werden können. Sind die Schwermetalle erst einmal an das MSM gebunden, können sie ausgeschieden werden. Nicht wenige Patienten konnten durch eine regelmäßige Einnahme von MSM sogar eine Verbesserung ihrer emotionalen Stabilität feststellen.

Sie fühlten sich insgesamt wacher, gewannen an Lebensqualität und litten weniger unter Depressionen. Durch MSM wird auch der Aufbau von u.a. Cystein gefördert. Auch bei Cystein handelt es sich um eine Aminosäure, welche eine zentrale Rolle bei der Entgiftung des Körpers spielt. MSM gehört zu der kleinen Anzahl an Antioxidantien, für die es leicht möglich ist, die Blut-Hirn-Schranke zu passieren. Daher ist es MSM auch möglich, im Hirn zu wirken. MSM unterstützt zudem maßgeblich das zentrale

Entgiftungsorgan des Körpers, die Leber, welche gerade bei einem ungesunden Lebenswandel schnell an ihre Grenzen stoßen kann. Ohne eine ausreichende Unterstützung, kann die Leber dann nicht ihren Aufgaben vollumfänglich nachkommen.

Darüber hinaus übernimmt MSM die Aufgabe, Umweltgifte sowie Alkohol und Tabakrauch zu binden. Dadurch ist es dem Körper möglich, diese über den Urin auszuscheiden. Für die Selbstreinigung des Körpers ist MSM daher unerlässlich. Gibt man dem Organismus nicht die Möglichkeit, Gifte loszuwerden, verbleiben diese im Körper und werden dort gelagert. Zu viele Gifte führen schließlich dazu, dass der Körper schneller altert und unter diversen chronischen Krankheiten leiden kann. Daher ist es verwunderlich, dass es vergleichsweise noch wenig Menschen gibt, die auf einen ausreichenden Schwefelgehalt im Organismus achten. Vergleichsweise viel Wert wird dagegen meist darauf gelegt, dem Körper Magnesium oder auch Eisen zuzuführen. Dabei kann sich Schwefelmangel ebenso schwerwiegend auf den Körper auswirken.

Natürliche Quellen für MSM

MSM kann in pflanzlichen als auch tierischen Produkten vorkommen. Vergleichsweise viel MSM enthalten beispielsweise rohe Milch und roher Kaffee. Auch Eier, rohes Gemüse (zum Beispiel Zwiebel und Knoblauch) oder Fleisch enthält MSM. MSM ist jedoch auch sehr empfindlich. Daher kann der Gehalt in der Nahrung abgeschwächt werden, wenn die Lebensmittel gelagert und gekocht werden. Auch eine Überzüchtung der Lebensmittel kann dazu führen, dass MSM nicht mehr im ursprünglichen Maße vorhanden ist.

Die Tatsache, dass Schwefel vor allem in rohen Lebensmitteln vorkommt zeigt, dass der Mensch kaum Schwefel auf natürlichem Wege zu sich nimmt. Denn Rohmilch ist ebenso wenig vertreten wie ungerösteter und unerhitzter Kaffee. Doch nur hier sind die erhofften hohen Mengen an Schwefel zu erwarten. Nur wer eine strikte Rohkost-Diät verfolgt und Rohkost in hohen Mengen verzehrt, wird seinem Körper auf diesem Wege ausreichend Schwefel zuführen können.

Hierbei müsste jedoch auf jegliches Waschen, Dünsten oder Kochen der Nahrung verzichtet werden. Es ist also in der Praxis quasi kaum möglich, dem Körper allein über die Nahrung ausreichend Schwefel zuzuführen. Hinzu kommt, dass mit zunehmendem Alter der Schwefelgehalt im Körper auf natürlichem Wege von alleine absinkt. Ältere Menschen sollten daher verstärkt darauf achten, dass dem Körper ausreichend Schwefel zugeführt wird um das Defizit wieder auszugleichen.

MSM als Nahrungsergänzungsmittel (Pulver, Kapseln usw.)

MSM als Nahrungsergänzungsmittel sollte also unterstützend zur Ernährung eingesetzt werden und nicht als deren Ersatz. Hauptsächlich wird MSM in Form von Kapseln, Tabletten und Pulver angeboten. Ebenso ist es als Gel erhältlich, um eine äußerliche Anwendung zu ermöglichen.

Um den Aufbau gesunder Zellen zu fördern, kann MSM in Kombination mit Vitamin C eingenommen werden. Besonders empfehlenswert ist hierbei frisches Obst. Gute Bezugsquellen für MSM sind Reformhäuser, Drogerien und (Online-)Apotheken. Wichtig ist bei dem Kauf darauf zu achten, dass es sich um möglichst reines MSM handelt. Ob dieses biologisch oder synthetisch hergestellt ist, spielt dabei keine Rolle. Jedoch sollte bei MSM auf synthetische Anti-Klumpmittel verzichtet werden, da durch diese das MSM nicht mehr vollumfänglich wirken kann. Es gibt im Handel auch entsprechende MSM-Produkte, die von Veganern eingenommen werden können.

Ich selber nutze **MSM** von der Firma: **"Makana"** in Kombination mit "Camu Camu" (Vitamin C-Power). **Bezugsquelle**: www.amazon.de

MSM / Dosierung / mögliche Nebenwirkungen

Bei MSM handelt es sich um ein weißes, kristallines Pulver, das in keiner gut sortierten Hausapotheke fehlen sollte.

Generell lässt sich sagen, dass sich der Körper die Menge nimmt, die er braucht. Was ihm zu viel zugeführt wird, wird nach einigen Stunden auf natürlichem Weg ausgeschieden. Eine Überdosierung ist somit nicht zu befürchten. Auch klassische Nebenwirkungen sind nicht bekannt, da die natürliche Schwefelverbindung optimal vom Körper aufgenommen wird und dort eingesetzt werden kann, wo sie benötigt wird.

Weniger als Nebenwirkung, sondern vielmehr als außergewöhnliche Begleiterscheinung sind jedoch bei regelmäßiger Einnahme von MSM sehr lebendige Träume bekannt. Zudem kann es bei einigen Anwendern in den ersten zehn Tagen der regelmäßigen Einnahme zu Entgiftungssymptomen kommen. Diese zeigen sich u.a. darin, dass es zu Kopfschmerzen oder Hautausschlägen kommen kann. Die Symptome klingen jedoch von alleine wieder ab.

Wenn die Symptome stark ausfallen, ist dies ein Zeichen dafür, dass relativ viele Giftstoffe im Körper vorhanden sind, von denen dieser sich nun reinigen muss. Hilft das MSM nun dabei, eben diese Toxine freizusetzen, ohne dass diese jedoch direkt ausgeschieden werden, kommt es zu den genannten Symptomen. Jeder Anwender kann den Verlauf der Entgiftung dabei selbst steuern.

Wird nur wenig MSM eingenommen, fällt auch die Entgiftung schwächer aus. Dafür jedoch wird mehr Zeit benötigt, um die Giftstoffe aus dem Körper zu bekommen. Wird dagegen eine hohe Dosis MSM eingenommen, verläuft die Entgiftung schneller, dafür muss jedoch auch mit stärkeren Symptomen gerechnet werden. Hier muss jeder Anwender selbst für sich entscheiden, mit welcher Vorgehensweise er sich am wohlsten fühlt.

Die empfohlene Dosis liegt bei 0,5 Gramm bis 4 Gramm täglich. Möglich sind bis zu 1.500 mg täglich. Die Dosierung kann auch vom persönlichen Gesundheitszustand oder dem Körpergewicht abhängen. Wichtig ist es in jedem Fall, MSM regelmäßig und über einen längeren Zeitraum einzunehmen. Bei Arthritis-Patienten wird geraten, auf die gleichzeitige Aufnahme von Nachtschattengewächsen, etwa Tomaten oder Kartoffeln, zu verzichten. Schwangere sollten auf die Einnahme von MSM verzichten.

Dies ist jedoch lediglich als allgemeine Empfehlung zu verstehen, ohne auf bestimmte Nebenwirkungen abzuzielen. Zudem muss auch nicht befürchtet werden, dass durch MSM, als organische Form von Schwefel, starke Körpergerüche auftreten. Es gilt zu beachten, dass MSM keine Sofortwirkung hat, sondern es eine Zeit braucht, bis sich die Wirksamkeit einstellt. Erste Erfolge sollten sich nach etwa 3 Wochen einstellen. Daher kann MSM auch nicht zur sofortigen Betäubung von Schmerzen eingesetzt werden.

Wer sich dafür entscheidet, MSM in Pulverform zu sich zu nehmen, kann dieses bei Bedarf in Wasser oder Zitronensaft auflösen. Dadurch wird der Eigengeschmack des MSM weniger wahrgenommen. Sollte eine eventuelle Schwefel-Sensibilität vorliegen, wird empfohlen, sich erst mit einer geringen Dosis mit der Wirkung von MSM vertraut zu machen. Treten keine negativen Begleiterscheinungen auf, kann die Dosis erhöht werden.

Im Zweifel sollte die Einnahme unter Aufsicht des Arztes erfolgen.

Nachwort

MSM bringt somit eine Reihe an Vorzügen mit sich. Die natürliche Schwefelverbindung ist ein hervorragendes Mittel, mit dem sich der Körper selbst heilen kann. Von A wie Akne bis Z wie Zellatmung; MSM wirkt sich auf die unterschiedlichsten Bereiche im Körper aus.

Zu den oben beschriebenen Wirkungsweisen kommen noch zahlreiche weitere hinzu. Auch Kopfschmerzen lassen sich durch MSM behandeln, ebenso wie ein allgemein lethargischer Zustand.

Wer sich wieder energiegeladener, motivierter und munterer fühlen möchte, sollte es mit MSM probieren. MSM ist auch sehr gut geeignet, um einem Burn Out vorzubeugen und Depressionen entgegenzuwirken. Denn MSM erreicht wie erwähnt das Gehirn und kann dort den Kreislauf positiv beeinflussen. Beiden Gehirnhälften wird es wieder ermöglicht, miteinander in Austausch zu treten.

Positiv hervorzuheben ist hierbei auch, dass unterschiedliche Darreichungsformen möglich sind, aus denen die Patienten wählen können. In unterschiedlichen Studien wurde die positive Wirkungsweise von MSM bereits dargelegt. Insbesondere entzündlich erkrankte Bewegungsapparate lassen sich besser heilen. Insgesamt ist die schmerzlindernde und entzündungshemmende Wirkung von MSM positiv anzumerken. Vor allem auch aus dem Grund, dass keine Nebenwirkungen zu befürchten sind. Daher kann es nicht nachteilig sein, die vorteilhafte Wirkung von MSM auf den eigenen Körper festzustellen, ohne dabei gesundheitliche Risiken eingehen zu müssen. Im Übrigen sollte hier keine Verwechslung entstehen.

Oftmals hört man von Warnungen in Bezug auf Schwefel. Hierbei handelt es sich jedoch in aller Regel um die Schwefeldioxid-Emissionen, die durch den Verkehr und die Industrie in die Luft geblasen werden. Hierdurch entsteht saurer Regen, der sich negativ auf die Ökosysteme auswirken kann. MSM hat hiermit jedoch nichts zu tun.

Wichtig ist es jedoch, auf qualitativ hochwertige Lebensmittel zu achten, die möglichst aus biologischem Anbau stammen, damit von deren Schwefelgehalt profitiert werden kann. Gemieden werden sollten zudem Schwefelverbindungen wie E 605, schweflige Säure oder Schwefeldioxid, das bei Wein oder Trockenfrüchten zur Konservierung eingesetzt wird.

Ich wünsche Ihnen viel Gesundheit.

Ihr
Michael Iatroudakis

Quellen

http://www.aminosaeure.com/aminosaeuren/was-sind-aminosaeuren.html

http://www.vitaminexpress.org/de/msm

http://gelenkexperten.com/arthrosemittel/msm/

http://www.orthoknowledge.eu/msm-ein-gutes-schmerzmittel/

http://www.natursubstanzen.com/index.php/natursubstanzen/129-msm

http://www.gesundheilfasten.de/nahrungsergaenzung/msm-methylsulfonylmethan.html

http://www.diegesundheitsseite.de/hilfenfrorgane/immunsystem/msm

http://www.naturinstitut.info/msm.html

http://www.einbisschenvegan.de/beauty-2/unter-der-lupe-msm-kapseln-fur-und-gegen-alles-schonere-haut-langere-haare-und-keine-allergien/

http://vitamine-ratgeber.com/weitere-vitalstoffe/msm-methylsulfonylmethan/

http://www.zentrum-der-gesundheit.de/organischer-
schwefel-msm-pi.html

http://www.vitaminexpress.org/de/msm-schmerz-
entzuendung-allergie

http://www.xn--aktiv-fr-gesundheit-
cbc.de/antioxidantien/msm/

http://www.gesundheit.de/krankheiten/schmerz/chr
onische-schmerzen/chronische-schmerzen-das-
schmerzgedaechtnis

http://www.vitalstoff-journal.de/aus-der-
forschung/vitamine/msm-organischer-schwefel/

Über den Autor

Lizensierter Fitness-Trainer, Fitness-Lehrer, zertifizierter "MovNat" Trainer, Ausbildung zum Heilpraktiker, Autor, Solopreneur, Digitaler Nomade und Lebenskünstler... ;)

Bereits erschienen (Bücher / eBooks):

Die Matrix-Diät: „Abnehmen m. Körper, Geist & Seele"

Der Smoothie-Guide ...ein unterhaltsamer Ratgeber

Xylit „Das süße Wundermittel"
Der Paleo-Lifestyle: Steinzeitfitness im 21. Jahrhundert

Der Matcha Tee: Das grüne Wunder aus Japan

Das Kokosöl: Das Geheimnis äußerer Schönheit, stabiler Gesundheit und grenzenloser Energie

Die Steinzeit-Diät: In 28 Tagen zum Wohlfühlgewicht

Die Smoothie-Diät: Gesund und lecker abnehmen mit selbstgemachten Smoothies

Kolloidales Silber: Das natürliche Antibiotikum für Mensch, Tier und Pflanze

Moringa Baum: Mehr Gesundheit, mehr Energie und jünger aussehen mit dem Wunderbaum

Die Zistrose: Das Wunderkind unter den Heilpflanzen

Omega 3: Die wiederentdeckte Fettsäure gegen Herz-Kreislauferkrankungen, Alzheimer, Depressionen, Arthrose, ADHS und Entzündungen

4 SuperFoods: Matcha-Tee, Kokosöl, Moringa-Baum, Zistrose (Sammelband 1)

Vitamin D: Das Superhormon gegen Herz-Kreislauferkrankungen, Krebs, Depressionen, Grippe und mehr...

Projekt Diät: Artgerecht zum Wohlfühlgewicht / Sammelband

4 SuperFoods: Vitamin D, Wasser, Gerstengrassaft, Omega 3 (Sammelband 2)

Waser: Das Lebenselixier für Gesundheit, Vitalität und Wohlbefinden

Das Vitamin K: Das vergessene Vitamin

Der Vitamin D & K Faktor: Der Rundumschutz für chronische Erkrankungen

Krafttraining: Kraft ist die bessere Medizin

Der Detox-Plan: Gesundheit, Lebensenergie und jünger aussehen durch natürliche Entgiftung

Zucker: Die (süße) tödliche Verführung [Fettleibigkeit, ADHS, Herz-Kreislauferkrankungen, Diabetes / WISSEN KOMPAKT]

Kokoswasser: Das Natürliche Elixier des Lebens (Anti-Aging, Entgiftung, Sport, Kokosnuss / WISSEN KOMPAKT)

Die Kokosnuss: Wunderfrucht von den Tropen (Sammelband)

10 Superfoods: Powerfoods für mehr Gesundheit, mehr Lebensenergie und natürliches Anti-Aging (Argan-Öl / Kurkuma / Baobab Affenbrotbaum / Chia Samen und mehr

Kakao: Die wundersame Heilkraft der Kakaobohne

Kokosöl: Das Wunder-Öl in der täglichen Praxis

10 Superfoods 2: Powerfoods für mehr Gesundheit, mehr Lebensenergie und natürliches Anti-Aging

10 Superfoods 3: Powerfoods für mehr Gesundheit

Chia-Samen: Wundersamen für mehr Gesundheit und Lebensenergie

Barfuß-Fitness: Wie unsere Füße unsere Gesundheit beeinflussen

Paleo 30: Mehr Wissen, mehr Erfolg (Steinzeiternährung)

Glutathion: Das Entgiftungs- und Anti-Aging Wunder

Die Kaizen-Diät: In kleinen Schritten zum Wohlfühlgewicht

Paleo Fast-Food: 33 Rezepte aus der Steinzeitküche

Paleo 30: Der ultimative Starter-Guide (Sammelband)

Vorsicht SITZEN: Die unterschätzte Gefahr

Ein gesunder Geist steckt in einem gesunden Körper
Band 1

Ein gesunder Geist steckt in einem gesunden Körper
Band 2

Avocado-Öl: Das wertvolle Pflanzenöl aus der Frucht der Avocado

Krill-Öl: Die neue Generation von Omega-3-Fettsäuren

Die Welt der Öle: Kokosnuss-Öl, Avocado-Öl & Krill-Öl (Sammelband)

DasTabata-Prinzip: 4-Minuten-Workout für maximale Fitness

10.000 Schritte zum Wohlfühlgewicht: Schritt für Schritt erfolgreich abnehmen

Life Hacks "GESUNDHEIT": 20 präventive Anwendungen für Körper, Geist & Seele

Kurkuma: Das Wundergewürz mit Heilwirkung

OPC: Jung bleiben und alt werden mit dem antioxidativen Wirkstoff aus dem Traubenkern

Camu Camu: Die Vitamin C-reiche Powerfrucht aus den Tropen

Homepage:

www.meine-superfoods.com

www.my-kindle-ebooks.de

www.smoothie-guide.de

www.xylit-xylitol.com

www.der-paleo-lifestyle.de

Der "STEINZEIT-DIÄT" Online-Kurs:

www.steinzeit-paleo-diaet.de

Ich gebe Ihnen eine Garantie

Mir ist es sehr wichtig, dass Sie aus diesem Buch den größtmöglichen Nutzen ziehen. Sollten Sie dennoch enttäuscht sein und Sie keinerlei Nutzen verzeichnen könnten, dann schreiben Sie mir eine E-Mail und ich erstatte Ihnen ohne Wenn und Aber den Kaufpreis zurück.

In dieser Hinsicht vertraue ich Ihnen als ehrlichem Menschen.

Bitte um ein Feedback

Eine persönliche Bitte:

- Sollte irgendetwas in diesem Buch nicht stimmen.

- Sollte eine Behauptung nicht richtig sein.

- Haben Sie einen Abschnitt/oder ein Kapitel nicht verstanden?

- Haben Sie sich über einen Satz/einen Abschnitt aufgeregt?

- Habe ich irgendwo undeutliche Formulierungen benutzt?

Und ergänzend alles andere…

Dann nehmen Sie mit mir Kontakt auf:

info@my-kindle-ebooks.de

Dieser Weg ist mir lieber, als wenn der Leser dieses Buch mit negativen Gefühlen beschließt.

Rechtliches

Haftungsausschluss/Disclaimer

Der Besuch unserer Seiten kann nicht den Arzt ersetzen. Suchen Sie bei unklaren oder heftigen Beschwerden unbedingt einen Arzt auf! Die Informationen auf unseren Seiten sind vom Autor und Verlag sorgfältig recherchiert und zusammengestellt worden.

Dennoch kann keine Garantie übernommen werden. Die hier dargestellten Informationen dienen nicht Diagnosezwecken oder als Therapieempfehlung. Eine Haftung des Autors und Verlages für Personen-, Sach- und Vermögensschäden durch die Gesundheitstipps und Rezepte auf unseren Seiten wird ausgeschlossen.

Herausgeber:

Michael Iatroudakis
Drewitzer Str. 1
14478 Potsdam
Tel.: Auf Anfrage

Email: info@my-kindle-ebooks.de